AF500713

# ESSAI

# SUR LES CAUSES

## QUI ONT RETARDÉ OU FAVORISÉ LES PROGRÈS DE LA MÉDECINE

## DEPUIS LA PLUS HAUTE ANTIQUITÉ JUSQU'A NOTRE ÉPOQUE

PAR J. B. MÈGE

Docteur en médecine de la Faculté de Paris,
Membre correspondant de l'Académie Impériale de médecine;
Médecin du gouvernement pour le typhus de 1813 et 1814;
Médaillé de la ville de Paris pour les bureaux de secours des cholériques de 1832;
Ex-chirurgien de la garde nationale de Meulan,
et de l'artillerie de celle de Paris;
L'un des fondateurs de la Société de géographie de France;
et de l'association de secours des médecins de Paris;
membre de l'Athénée de médecine, et de celui des Arts.
Ancien président de la Société phrénologique de Paris;
Membre de l'Institut historique de France;
de l'Académie de l'industrie et de la statistique universelle;
des Sociétés d'Agriculture, Sciences, Arts et belles Lettres
d'Indre-et-Loire,
de celles des Sciences et belles Lettres de Fontainebleau,
De la Société Impériale zoologique d'acclimatation de France
et de plusieurs autres
Sociétés académiques nationales et étrangères, etc.

---

## AVANT-PROPOS ET PROLÉGOMÈNES

Extrait des annales de la Société d'Agriculture, des Sciences, Arts et belles Lettres d'Indre-et-Loire



TOURS

IMPRIMERIE LADEVÈZE

1868

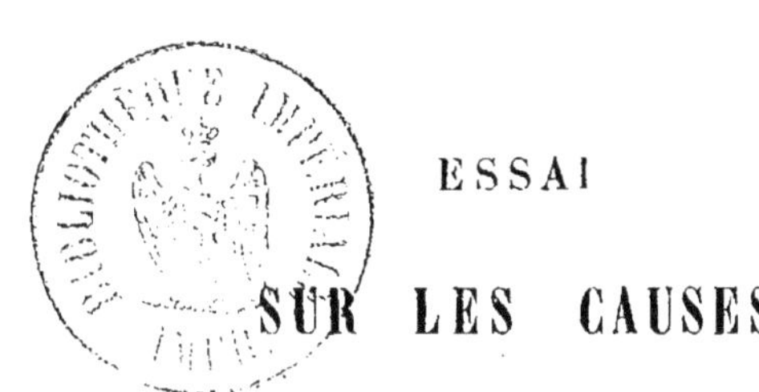

# ESSAI

# SUR LES CAUSES

## QUI ONT RETARDÉ OU FAVORISÉ LES PROGRÈS DE LA MÉDECINE

DEPUIS LA PLUS HAUTE ANTIQUITÉ JUSQU'A NOTRE ÉPOQUE

---

AVANT-PROPOS ET PROLÉGOMÈNES.

---

# AVANT-PROPOS

Il manquait à la science un ouvrage qui fît connaître l'état de la médecine de toutes les époques, pour en déduire les causes qui ont retardé ou favorisé ses progrès et tracer ainsi la véritable route à suivre dans l'étude de la médecine pratique.

Afin de ne rien écrire qui ne se rattache essentiellement à ce travail et d'éviter une érudition stérile, nous laisserons dans l'ombre les médecins qui n'ont rien fait de remarquable, pour nous occuper exclusivement des maîtres de l'art, dont les erreurs matérielles, les abstractions de l'idéalisme psychologique, ou bien les découvertes réelles, les observations et les faits incontestables ont diminué ou agrandi son domaine, et faire ainsi une nouvelle application de la philosophie positive que nous avons toujours professée dans nos diverses publications depuis plus de 40 ans (1).

(1) La plupart de mes publications sont toutes écrites dans cet esprit de positivisme, qui d'ailleurs date de plus de cent ans. Le *Système de la nature*, l'Encyclopédie, Bacon et presque tous les écrivains du XVIIIe siècle, savants et philosophes, l'ont tacitement pratiqué. Mais, laissant ou dédaignant la chose et s'autorisant de cette lacune de mots, certains savants d'aujourd'hui se posent en créateurs d'une nouvelle philosophie qu'ils établissent sur une méthode dite positive qui est loin d'offrir le caractère de généralité nécessaire à toute

Nous ne connaissons aucun livre écrit dans cet esprit. Les histoires de la médecine sont insuffisantes. Leclerc et Friend, son continuateur, ne vont que jusqu'au commencement du XVIe siècle. Sprengel est surchargé d'une érudition étrangère à notre objet.

Ces historiens, d'ailleurs, ne font pas assez ressortir l'influence de la superstition, des gouvernements, des mœurs, des temps, des lieux, des découvertes ; et leurs réflexions sur les sectes, les systèmes, les pratiques, ne sont pas à la hauteur des connaissances actuelles (1).

étude, tandis qu'en véritables philosophes, en amis sincères et loyaux de la vérité, il leur aurait suffi d'ajouter aux travaux connus et acceptés les nouvelles considérations qui pouvaient les corroborer, les affirmer ou les infirmer.

Voyez spécialement mon *Discours sur les principes fondamentaux de la phrénologie appliqués à la philosophie*. (1845, Imprimerie de Guiraudet et Jouaust) où je fais l'énumération et la critique de tous ces systèmes dont les fausses doctrines ont si longtemps abusé l'ignorance et la crédulité. Je les juge avec la méthode fondée sur la connaissance de l'homme... Qu'on la compare avec celle des positivistes actuels et que les psychologistes et les organiciens de toutes sectes choisissent. Nous pensons et nous espérons que le choix ne sera pas douteux pour les partisans de l'ancien et du nouveau réalisme.

Nous profitons de cette note pour céder au besoin que nous éprouvons de protester, dès à présent, contre les doctrines et les prétentions philosophiques d'Auguste Comte et de ses disciples, nous réservant la faculté de les apprécier à leur juste valeur, plus tard et ailleurs, si l'avenir nous le permet.

Cette protestation a été faite par nous, il y a déjà plusieurs années, mais dans des notes et réflexions au crayon, mises à la marge d'un exposé des doctrines d'Auguste Comte. Je les ai communiquées à M. Littré, qui n'y a pas repondu, prétextant qu'elles ne présentent pas assez d'ensemble... Cependant ces annotations, tout en n'étant qu'au crayon, sont mises en regard ou à la suite des propositions du novateur et pouvaient très-bien ainsi être appréciées dans leur isolement ; mais M. Littré a trouvé plus simple, surtout plus commode, de les passer sous silence. Nous n'aurons donc qu'à coordonner nos notes et réflexions crayonnées, à les résumer et à en tirer les conséquences qui en découlent naturellement : c'est là ce que nous espérons faire un jour.

(1) Vid. *Historiæ medicinæ universalis, auctore Andrea Ottomaro Goolicke medico et professore regis* (1720, 2 vol. in-12.

Cette histoire, assez mal écrite, renferme le simple récit des sectes et des systèmes, sans en déduire de conséquences pratiques ou logiques.

Les prolégomènes mis à la tête de cet essai n'apprendront rien de nouveau aux érudits, amateurs d'antiquité, et spécialement des temps fabuleux, dits héroïques. Mes recherches sur ces époques ne sont pas non plus indispensables à la connaissance des causes qui ont retardé ou favorisé la science de l'homme malade.

Néanmoins, nous avons pensé que les praticiens et les jeunes médecins, qui ne peuvent pas ou qui ne veulent pas consacrer à cette étude une grande partie de leur temps, nous sauraient gré de leur en présenter un court abrégé qui puisse satisfaire leur goût historique, sans être obligés de se livrer aux nombreuses et fatigantes lectures qui nous ont occupé pendant plusieurs années.

Nous espérons même que les savants et les moralistes y puiseront la justification des critiques modernes, au double point de vue de l'art et de la philosophie.

# ESSAI

# SUR LES CAUSES

## QUI ONT RETARDÉ OU FAVORISÉ LES PROGRÈS DE LA MÉDECINE

## DEPUIS LA PLUS HAUTE ANTIQUITÉ JUSQU'A NOTRE ÉPOQUE

---

## PROLÉGOMÈNES

L'origine de la médecine se perd dans la nuit des temps : elle est aussi ancienne que le monde. L'homme est l'être le plus compliqué de la nature : ses rapports absolus et relatifs déterminent en lui des impressions agréables ou pénibles inévitables.

L'état de souffrance, tendant à détruire son être, a dû lui inspirer l'idée de rechercher des moyens de soulagement, et dès lors, il a fait de la médecine de sauvage. A force d'essais, de remarques et de temps, il aura découvert quelques médicaments simples; de nouveaux besoins se seront manifestés et les découvertes, transmises par traditions orales de famille à famille, de pays en pays, auront été modifiées, augmentées, bien ou mal appliquées, suivant les époques, les idiomes et les mœurs. Voilà probablement quelle a dû être la médecine des premiers peuples non encore courbés sous le joug de la superstition et du despotisme.

Les contrées et les temps qui ont vu naître les premiers hommes, l'époque à laquelle ils ont été retirés de leur état de simplicité, échapperont toujours aux recherches des savants. Tout ce qu'en ont dit Sanchoniathon, Vandale son interprète,

Homère, Hérodote, Pline, Strabon, etc., n'est qu'incertitudes, erreurs, suppositions gratuites. Si cependant il est permis d'émettre une opinion à cet égard, nous dirons avec Voltaire (1), qu'il est probable que les régions qui, sans être cultivées, peuvent suffire aux besoins de l'homme, ont été les premières peuplées, et que l'Inde, vers le Gange, où le riz et plusieurs espèces de fruits délicieux croissent naturellement, peut être considérée comme l'un des berceaux du genre humain. Si l'on croit au calcul de quelques égyptiens qui comptent vingt-trois mille ans depuis le règne du soleil jusqu'à celui d'Alexandre le Grand, l'antiquité de la patrie des Brames paraîtra incommensurable, puisque l'occupation de l'Egypte semble être moderne comparativement à celle de l'Inde Mais cette supputation est généralement rejetée. Cependant n'est-on pas disposé à la préférer par cela seul qu'elle remonte plus haut, quand on pense aux variations chronologiques de la Vulgate, des Septante et des Samaritains; quand on sait qu'avant le point de départ de tous les chronologistes il existait des minéraux (le chaos, la matière, les éléments), qui attestent l'existence d'une époque antérieure à la prétendue création du monde? Les révolutions physiques, auxquelles est nécessairement et périodiquement soumis l'univers, n'anéantissent-elles pas toute idée d'un commencement déterminé (2)? Mais laissons-là des questions qui nous éloigneraient de notre but sans nous mener à des conclusions positives.

Tant que les hommes vécurent dans l'ignorance complète des rapports sociaux, ils durent être incapables de concevoir des idées justes sur leur véritable nature et sur les propriétés des choses. La chasse et la pêche ont dû les occuper d'abord.

(1) *Essai sur les mœurs*, etc., Introd., p. 85, éd. de Palissot.

(2) Voyez les travaux récents mentionnés au *Congrès d'anthropologie et d'archéologie*. Sans aller plus loin que notre pays, M. Lartet a trouvé, dans les cavernes qui ont été habitées par nos ancêtres, des éléments géologiques qui se rapportent à trois âges différents, séparés par des milliers et des milliers de siècles !!

L'administration de quelques breuvages, le repos, l'application de quelques grossiers topiques sur les plaies et les douleurs auront constitué toute leur médecine. On ne peut qu'être réduit à des conjectures pour tout ce qui concerne les époques dont il ne reste aucun vestige positif. Les monuments des premières institutions sont enveloppés de tant de ténèbres, tant de fables en dénaturent le véritable sens, qu'il est impossible d'échapper à l'erreur. Aussi, pour ne pas confondre l'incertain avec le réel, nous allons, avant tout, consacrer quelques pages aux temps fabuleux ou héroïques, et puis nous entrerons en matière par Hippocrate.

### MÉDECINE AVANT HIPPOCRATE.

Nous ne connaissons aucun peuple qui, avant les Grecs, ait étudié la médecine comme science. Ce que nous a transmis l'histoire des plus anciens se réduit à quelques connaissances superficielles, le plus souvent erronées et presque toujours voilées d'allégories, de mystères, de superstitions.

Lorsque le besoin et les circonstances engagèrent les hommes à vivre en commun, et que les relations sociales les eurent rendus capables de développer des idées d'ordre, ils réglèrent leurs droits et leurs devoirs réciproques, ils nommèrent un ou plusieurs chefs, représentants la volonté générale ; car les conventions les plus naturelles leur semblèrent toujours les plus justes. Cet état de simplicité a duré tant que les hommes n'ont pensé qu'à se procurer les moyens de satisfaire leurs besoins physiques; mais, dès que certains d'entre eux purent se dispenser d'un travail de corps, ils contemplèrent la nature, l'étudièrent, remarquèrent ses effets, et pour s'en rendre raison, ils inventèrent des systèmes. Ces premières opérations de l'esprit n'étant fondées sur aucunes connaissances antérieures, résultant d'impressions que l'expérience n'avait pas confirmées, dûrent être essentiellement erronées, mais irrécusables pour la multitude.

Les lois les plus simples étaient méconnues. Incapable qu'on était de l'examen le plus superficiel, on attribuait tout à la puissance infinie d'un être d'imagination. Ces préjugés, résultat nécessaire de l'ignorance, ont tenu lieu de toute explication physique, on ne sait pendant combien de siècles. Il a fallu un si grand nombre d'observations raisonnées pour détruire les erreurs les plus grossières, que ce serait ignorer la marche de l'esprit humain de penser que de tout temps il a pu exister des hommes dont le génie pouvait remplacer l'expérience.

Sans connaissance de faits passés, sans moyens de comparaison, nulle idée exacte des choses présentes nul jugement juste, puisque le jugement n'est qu'une comparaison.

Cependant, la vérité parut enfin se montrer : un petit nombre de lois physiques, bien connues, servirent à expliquer une foule de phénomènes. Mais une pernicieuse erreur d'esprit fit garder secrètes des découvertes de la plus grande importance pour le bonheur de l'humanité; on crut qu'il fallait tromper les hommes pour les gouverner, et l'imposture devint la base des doctrines et des institutions, et les peuples restèrent abrutis, plongés dans la plus servile ignorance.

Les hommes qui se livrèrent à l'étude s'emparèrent de tous les pouvoirs, et, pour perpétuer leurs droits usurpés, ils ne communiquèrent leurs dernières connaissances qu'à des gens de la même classe qu'eux ; ils se firent en même temps, rois, prêtres et médecins ; ils proscrivirent les innovations, firent jurer à leurs successeurs de suivre rigoureusement les lois et les préceptes de leurs institutions, et de ne jamais les révéler à aucun profane.

On conçoit que cette triple aristocratie n'était rien moins que favorable aux progrès des connaissances. Le petit nombre d'hommes qui s'en occupaient, l'imposture, la superstition sincère, le peu d'expérience, tout s'opposait au perfectionnement de ce qu'on savait déjà et aux découvertes qu'une plus grande quantité d'étudiants libres aurait pu faire.

Un court exposé de l'état de la médecine chez les plus anciens peuples va servir de développement à ces propositions.

## INDIENS.

Les arts, la philosophie spéculative, la géométrie, la théologie, la morale étaient cultivés dans l'Inde orientale, lorsque les sciences naturelles, la médecine surtout, y étaient encore ignorées ; à l'occasion des Romains, Pline dit que, s'il y a eu des nations sans médecins, elles n'ont pas été sans médecine (1). Mais peut-on appeler de ce nom des connaissances erronées et incohérentes, des pratiques commandées par l'usage et la superstition? Les Indiens n'avaient pas d'autres médecine; ou du moins, rien d'historique n'atteste que l'assertion de Pline puisse leur être appliquée. L'histoire, au contraire, nous apprend que Pilpay a écrit dans l'Inde ses fables célèbres depuis environ deux mille quatre cents ans (2), et qu'à cette époque, les Brachmanes possédaient déjà une infinité de savantes allégories exprimant leur philosophie, leur morale et leur religion. Pythagore a puisé chez eux, avec son système de métempsycose, des connaissances en géométrie et en politique. Des savants pensent que les propriétés du triangle rectangle, dont on a fait Pythagore l'inventeur, étaient connues en Chine et dans l'Inde, bien avant ce philosophe. Wilford (3) dit que les fables, les allégories et les arts ont pris naissance dans cette dernière contrée. Le sanscrit passe, comme on sait, pour le langage le plus ancien. Les deux livres que nous en avons, le *Shasta* et le *Veidam*, datent de plus de cinq mille ans. Quelles sont donc les causes qui ont empêché la médecine d'être étudiée comme les autres

(1) *Ceu non millia gentium sine medicis degant, nec tamen sine medicina, sicut populus Romanus ultra sexcentesimum annum, nec ipse in accipiendis artibus lentus.* — lib. 29. C. 1.

(2) Volt. *Essai sur les mœurs*, etc. 1er vol., p. 300, éd. Palissot.

(3) Cité par Sprengel, dans son *Histoire pragmatique de la médecine*, t. 1er, p. 64. Trad. de Geiger.

sciences? Les principes religieux, la politique et la beauté du climat.

Docteurs, philosophes et souvent pontifes et rois, les Brachmanes ou Gymnosophiles associèrent l'exercice de la médecine à celui de leur culte. Quoique leur religion fût simple et douce comme leurs mœurs, ils crurent devoir l'appuyer d'appareils imposants et de cures miraculeuses. Des purifications, des paroles magiques, des cérémonies religieuses et quelques onguents ou cataplasmes étaient les moyens dont les Brahmanes se servaient pour guérir les maladies; s'ils avaient eu des connaissances réelles en médecine, en histoire naturelle, en anatomie, n'en auraient-ils pas fait l'application tout en observant, comme les Grecs, les cérémonies religieuses, et auraient-ils pu croire à la transmigration des âmes?

La simplicité des mœurs des Indiens, la douceur de leur caractère et le régime végétal auquel ils s'astreignaient étaient en rapport avec la beauté de leur ciel et la fertilité de leur sol. D'aussi favorables dispositions devaient les rendre peu sujets aux maladies graves et leur faire negliger la médecine, dont ils pouvaient presque se passer; la politique en avait plus besoin que les hommes; elle la faisait servir à diriger la crédulité du peuple, toujours disposé à crier au miracle, quand il n'y comprend rien, et à honorer les imposteurs.

Dès que les Indiens furent connus des peuples voisins, leur décadence fut prochaine. Les Brachmanes perdirent leurs pouvoirs illimités et se virent forcés de communiquer aux étrangers leur religion, leurs sciences et leurs fables, dont on retrouve des traces chez toutes les nations.

## CHINOIS.

On ne sait rien de positif sur l'antiquité de la médecine de ce peuple.

Quelques savants pensent que les vaisseaux de Ptolémée ont porté en Chine des médecins de l'école d'Alexandrie; mais nulle part l'histoire ne fait mention que ces vaisseaux aient dépassé la presqu'île en deçà du Gange. Sprengel croit que les connaissances médicales des Chinois sont originaires de leur pays, ou qu'elles viennent en partie de la Bactriane par le moyen des Grecs. Le Comte (2) rapporte que Hoang-ti composa, il y a quatre mille ans, le Codex médical, qui sert encore de guide aux médecins chinois; Ciningo ou Xin-num, successeur de Fo-hi, ou Foë, fondateur de la monarchie de la Chine, a fait quelques observations sur les vertus des plantes. Hoam-ti (sans doute le même que Hoang-ti) a composé, deux mille ans avant Hippocrate, des livres sur le pouls, et plusieurs autres sujets de médecine (3). Tous ces livres sont remplis d'erreurs et de superstitions. Voltaire s'est cependant déclaré le panégyriste des Chinois; il s'appuie de l'autorité du célèbre Duhalde qui les a souvent loués, mais non sans restriction, car il dit qu'ils sont très-superstitieux et qu'ils ignorent l'histoire naturelle (4). Meiners (5) et Staunton (6) nous apprennent que les Chinois ne connaissent ni les mathématiques ni l'arithmétique. Girardini (7) prétend qu'ils sont dépourvus de tout esprit inventif de goût et de génie; ce sot orgueil résulte de leur ignorance, du défaut de communication avec les autres peuples. Leur philosophie naturelle est purement idéale : ils comptent cinq éléments : le feu, la terre, l'eau, le bois et les métaux; et ils font correspondre chaque élément à une planète particulière (X). Les gravures fournies par Cleyer prouvent que l'anatomie était entièrement négligée en Chine. Les parties

(1) *Histoire pragmatique de la médecine*, t. 1er, p. 195. Trad. de Geiger.

(2) *Mémoires sur l'état présent de la Chine*, t. 1er, p. 301.

(3) Cleyer, *Specimen medicinæ sinus.*

(4) *Description de la Chine*, t. 3, p. 46. — Édit. de La Haye. 1736, et *Voyage aux Indes et en Chine*, par Sonnerat.

(5) T. 1er, Leipz., 1778.

(6) T. 2, p. 94.

(7) Voy. la relation de son voyage en Chine, p. 142.

(X) Staunton, p. 372.

que ces planètes représentent sont mal dessinées; l'extérieur du corps est grossièrement imité, et les organes intérieurs n'ont aucune ressemblance avec la nature. Il ne pouvait pas en être autrement, il n'était pas possible de figurer des parties que la superstition défendait de disséquer. Basées sur le défaut de connaissances positives du corps humain, les idées des Chinois sur la médecine n'ont pu qu'être illusoires. La chaleur et l'humidité réunies, combinées dans de certaines proportions, constituaient la vie, et leur séparation la mort. Les intestins, le péricarde, la vésicule du fiel, les voies urinaires, l'estomac et les parties génitales étaient les viscères et les organes dans lesquels la chaleur se développait. L'humidité avait son siége dans le cœur, le foie, les reins, le poumon et la rate. Ces prétendues sources des deux principes constituants étaient appelées les portes de la vie (1). Toutes les parties du corps étaient divisées entre les principaux points du globe et les saisons; par exemple : le cœur et les gros intestins appartenaient à l'été; les intestins grêles, avaient rapport à la région australe; le foie et la vésicule du fiel à l'air, à l'aurore et au printemps; la rate et l'estomac à la terre, et les maladies qu'affectaient ces viscères devaient être traitées dans la saison qui leur correspondait, ou pendant que tel ou tel vent soufflait. Les mouvements des humeurs étaient comparés à ceux de l'univers; le pouls ne devait battre que 54 à 57 mille fois dans 24 heures, ce qui fait moins de 40 fois par minute. Les Chinois établissent une infinité de pouls, et ils le tâtent au bras, au poignet, à la main, à la tête, au cou, etc., suivant qu'ils le croient nécessaire. La diète est le seul moyen raisonnable dont les Chinois fassent usage pour guérir les maladies; ils sont sévères sur cet article, parce qu'ils prétendent que la plupart des affections viennent de l'intempérance; que la lèpre résulte de l'abus de la chair de porc (2). Cependant Staunton (3)

(1) Duhalde, p. 462.
(2) Salmon. *Etat présent de la Chine*, t. 1er, p. 229.
(3) Staunton, p. 37.

dit qu'ils se portent mieux et vivent plus longtemps que les autres peuples, parce qu'ils sont plus sobres. Les Chinois purgent et saignent rarement ; dans presque toutes les maladies ils emploient la racine de squine, et donnent très-souvent le fiel d'éléphant, le musc, la cire blanche végétale, la rhubarbe en décoction, comme stomachique seulement. Ils font un fréquent usage des bains, des ventouses sèches, du cautère actuel par le moxa, et quand ils croient qu'il existe de mauvais vents dans une partie, ils leur donnent issue en la piquant avec une aiguille d'or : pour inoculer la petite vérole, ils introduisent dans le nez une mèche de coton imbibée de virus variolique (1). Ils croient qu'il est possible de donner l'immortalité en faisant prendre une panacée composée à cet effet. Les Scythes et les Gètes ont eu la même croyance (2). Les disciples de Lao-koon prétendent posséder un médicament qui a cette vertu, Staunton dit que ce remède contient de l'opium. La racine du ginseng est aussi réputée avoir la propriété de rendre immortel.

Cleyer, déjà cité, a donné un catalogue des médicaments simples usités en Chine. La botanique de ce pays, dont Duhalde a donné un extrait, est remplie de préjugés sur les vertus des plantes. Sprengel (3) pense que cet extrait ressemble aux écrits des Talmudistes ; que des missionnaires pourraient bien l'avoir composé parce que plusieurs articles sont basés sur la théorie de Galien. Sprengel regarde aussi comme apocryphe le traité intitulé : *l'Art de se procurer une vie saine et longue*, que Dentrecolles dit avoir traduit du chinois.

Il n'existe en Chine nulle police médicale. Les médecins y exercent et préparent les médicaments, chacun suivant sa manière. Les écoles impériales, dans lesquelles on enseignait

(1) Staunton, p. 536.
(2) Hérodot. lib. IV. c. 94, p. 369. et Strab., lib. VII, p. 460.
(3) Ouvrage cité, t. 1er, p. 202.

les fausses idées que l'on avait en médecine et en astronomie, n'existent même plus; on vend sur les places publiques des drogues appelées *cordiaux*, dont le peuple se sert, quand il croit en avoir besoin.

Les médecins sont mal vus et mal payés. Les plus considérés sont ceux qui ont hérité du savoir de leurs pères. C'est dans cette classe que l'Empereur choisit ses médecins intimes, qui d'ordinaire sont eunuques (1).

A l'exception des habitants de Canton où quelques européens cultivent les sciences avec succès, les Chinois sont aujourd'hui, à peu de chose près, ce qu'ils étaient il y a quatre à cinq mille ans : leurs annales ne sont qu'une ennuyeuse répétition de ce qui a déjà été fait et dit des millions de fois. Cette stagnation dans les sciences est la preuve certaine que les institutions sociales de ce peuple oppriment le développement de ses facultés intellectuelles, car les hommes tendent toujours à la perfection ; le résultat de leurs efforts varie, sans doute, suivant leur organisation particulière, mais tous sont susceptibles d'amélioration.

Comment pourrait-il y avoir des savants en Chine ? chaque mot étant représenté par un signe particulier qui même peut exprimer une pensée, un sentiment, une période entière, il faut trente à quarante ans, pour savoir lire et écrire. Les innovations sont défendues, les découvertes rejetées, les hommes sont rangés par classes, sans pouvoir sortir de celle qui les a vus naître, sans pouvoir suivre d'autre route que l'ornière de l'habitude; courbés sous le despotisme le plus oppressif, ils sont incapables de concevoir l'importance des sciences et d'avoir des pensées généreuses pour secouer le joug de l'asservissement qui les dégrade de la qualité d'homme.

Les Japonais ne sont guère plus avancés que leurs voisins les Chinois, de qui ils tiennent presque tout ce qu'ils savent. Ils redoutent aussi la saignée, et ils emploient la cautérisation

(1) Voy. Duhalde.

dans une infinité de maladies, spécialement contre l'épilepsie, une espèce d'inflammation des testicules, la colique occasionnée par la boisson appelée *saki*, la pleurésie, les obstructions au foie et plusieurs autres maladies sont traitées par une ponction dans la peau, opérée au moyen de longues aiguilles d'or ou d'argent qu'on laisse enfoncées le temps de trente respirations. Comme les Chinois, les Japonais sont très-superstitieux dans le traitement des maladies; par exemple, ils tapissent en drap rouge la chambre des personnes attaquées de petite vérole; des magiciens qu'on appelle ermites *Sintoïstes* guérissent les maladies en faisant brûler devant leur idole un papier qui contient l'histoire de la maladie; ensuite ils réduisent en pilules ce papier brûlé et le font ainsi prendre au malade (1).

## ÉGYPTIENS.

Les Assyriens, les Égyptiens, les Babyloniens, les Perses, les Hébreux, ont confondu la médecine avec la théologie et l'astronomie. Osiris, Isis, Hammon, Thoüth, Esculape, Bacchus, Zoroastre, ont été considérés comme les inventeurs de la médecine, et le Dieu d'Israël comme pouvant guérir les incurables. Les Chaldéens, les Choens ou prêtres d'Égypte, les mages, les prophètes, les lévites étaient les ministres de ces dieux. Dispensateurs de la volonté divine, les prêtres réunissaient la puissance au savoir mystique; ils commettaient au nom des dieux toute espèce d'impostures. « Quand les peuples d'Égypte eurent des caractères alphabétiques, les Choens en prirent de différents qu'ils appelèrent sacrés, afin de mettre toujours une barrière entre eux et le peuple. Les mages, les brames en usaient de même, tant l'art de se cacher aux hommes a semblé nécessaire pour les gouverner » (1).

(1) Voy. Sprengel, déjà cité, t. Ier, p. 205.

(1) Volt. *Essai sur les mœurs, etc.*, t. Ier, p. 110, éd. de Palissot.

Les cures qu'opérait la nature, seule ou aidée de quelques médicaments, furent attribuées à l'efficacité des pratiques ridicules qu'on y joignait. Les dieux en eurent toute la gloire; il fallut les en remercier; on leur apporta des offrandes, et les prêtres se chargèrent de les faire agréer.

Néander (1), Macrobe, Le Clerc et autres prétendent que les sciences et les arts ont pris naissance en Égypte. Ce que nous avons dit sur l'antiquité des peuples diminue les probabilités de cette opinion. Cependant, il y avait en Égypte des médecins, environ 400 ans avant Moïse, comme nous l'apprend lui-même ce prophète, en parlant de Joseph, qui ordonna à ses médecins d'embaumer le corps de son père (2). Clément d'Alexandrie dit que Moïse a appris la médecine en Égypte.

Les Égyptiens exposaient les malades sur les places publiques pour recueillir les avis divers des passants et faire l'application de ceux qui paraissaient les plus salutaires. Hérodote rapporte que les Babyloniens avaient la même coutume; Strabon en dit autant pour les Assyriens et les Portugais. *Bacchus* dieu et roi d'Assyrie, de Lybie et des Indes, a découvert les vertus du lierre et enseigné l'usage du vin. Un des Zoroastre a fait un livre sur la médecine des bêtes. Galien parle d'un livre de Mercure égyptien qui traite des trente-six herbes des horoscopes, et Diodore, d'un autre livre, appelé *sacré*, qu'on était obligé de suivre en tout point, sous peine d'être condamné comme meurtrier, si le malade mourait. Ce Mercure, que les Grecs appelaient Ἑρμῆς τρισμέγιστος, Trismégiste (trois fois grand), a composé, dit-on, quarante-deux livres, dont six devaient être appris par les pastophores (3). Le 1er de ces six

(1) Dubium non est apud Ægyptios artem didicisse et inde Græciæ intulisse: Ægyptus enim totum terrarum orbem uberibus sapientiæ fontibus irrigavit ut recte Macrobius *Ægyptum artium matrem, Ægyptiosque omnium philosophiæ disciplinarum parentes appellarit*. P. 17 de son ouvrage sur l'*Origine et les antiquités de la médecine.*

(2) *Præcipit Joseph ministris suis medicis ut aromatibus patrem*, etc.(Gen., 50.

(3) Prêtres d'Égypte qui exerçaient la médecine et portaient le lit de Vénus certains jours de cérémonies.

livres, traite de la construction du corps; le 2^e^ des maladies; le 3^e^ des instruments; le 4^e^ des médicaments; le 5^e^ des maladies des yeux; et le 6^e^ des maladies des femmes (1). L'*Asclepius*, l'*Intromathématique* et tant d'autres livres attribués à ce même Thoüth, Hermès ou Mercure, sont supposés d'après l'avis de Galien (2); suivant Jamblique, ils ont été composés par des prêtres égyptiens (3), et Cudworth (4) pensent que ces livres ne sont pas plus anciens que J.-C., et qu'ils résultent en partie des recueils que les Pythagoriciens ont fait avec les inscriptions gravées sur des colonnes égyptiennes.

Les cures qu'opérait Hermès étaient toujours miraculeuses. Il fit présent à Ulysse de l'herbe appelée *moly*, pour le rendre insensible aux charmes de Circé; il conseillait le corail pris dans du vin pour guérir la morsure des serpents. Dans l'hymne à Mercure, attribuée à Orphée, il est parlé de la grotte où ce dieu médecin guérissait plusieurs maladies; la plante qui porte encore son nom, la *mercuriale*, était pourtant destinée à un usage tout physique, le même qu'aujourd'hui. Œtius cite *Nechepsus*, roi d'Égypte, comme ayant composé des livres de magie, d'astronomie et de médecine.

Pline et *Julicus Firmicus* font mention de Petosiris, médecin dont les dames romaines consultaient les livres pour savoir l'heure la plus convenable aux repas.

Suidas dit qu'Iachen, autre médecin égyptien, a écrit sur les amulettes et les enchantements, et qu'il pouvait tempérer l'ardeur de la canicule; on lui faisait des offrandes et on l'implorait contre la peste, qu'il avait la puissance d'empêcher ou de faire cesser.

Les Égyptiens prétendaient qu'*Isis* faisait rêver aux malades les remèdes qui leur convenaient, et que l'efficacité de ces

(1) Voy. l'*Hist. de la Méd.*, par Le Clerc.
(2) *De facult. simplic. médicam.* lib. VI, p. 68 et 69.
(3) *De mysteriis Ægypt.* lib. VIII, c. 4, p. 160.
(4) *Système intellectuel*, p. 319 et 506.

remèdes surpassait toute la science des médecins (1). Artémidore (2) assure avec confiance que les dieux guérissent beaucoup de maladies, qu'ils donnent des ordonnances comme les médecins, que cela est si évident, qu'il est inutile de le démontrer.

Esculape, égyptien, élève de Thoüth, fut aussi grand médecin, il fit beaucoup de cures miraculeuses pour lesquelles il obtint l'apothéose, un culte et des offrandes.

Aristote (3) parle d'une ancienne loi d'Égypte qui défendait aux médecins de *remuer les humeurs* (purger) avant le quatrième jour de la maladie, à moins qu'ils ne voulussent le faire à leurs risques et périls. Diodore rapporte que la médecine des Egyptiens se réduisait à l'abstinence, aux vomitifs et aux lavements (4). Cependant, on sait qu'ils employaient la scille contre les hydropisies qui régnaient épidémiquement aux environs de *Pelusium*.

Haropollo dit que la pierre d'aigle était administrée dans les mêmes cas et dans la tympanite, et qu'on donnait l'infusion de capillaire contre l'esquinancie. Suivant Strabon, pour se purifier, les prêtres égyptiens se faisaient vomir, se purgeaient et prenaient des lavements trois fois par mois. Quand ils administraient quelques médicaments, ce n'était jamais sans y joindre l'appareil de charmes et de purifications auxquelles ils attribuaient de bons résultats.

Il ne paraît pas que l'art d'embaumer ait fait connaître l'anatomie aux Égyptiens. La manière de procéder à l'opération était trop grossière pour qu'on pût en retirer des connaissances exactes sur l'organisation. Après avoir retiré le cerveau au moyen d'un ferrement, après avoir coupé la quantité de chair prescrite, fait l'incision et enlevé les intestins, on s'empressait

(1) Les magnétiseurs d'aujourd'hui ne semblent-ils pas avoir établi leur mystérieuses et ridicules pratiques sur cette absurdité égyptienne?

(2) Liv. 4, chap. 24.

(3) *Politicor.* lib. 3, cap. 15.

(4) Lib. 1.

de plonger les cadavres dans le *natrum*, et au bout de soixante et dix jours, on les lavait, on les embaumait ; puis, suivant l'espèce d'embaumement, la fortune des parents, le bien ou le mal qu'avaient fait les défunts, on les mettait dans un étui de bois peint, debout dans une chambre, ou bien on les enterrait et on les jetait dans le Nil, s'ils avaient été condamnés à l'infamie. Les Égyptiens embaumaient les corps afin de les conserver plus longtemps, parce qu'ils croyaient que l'âme ne s'en séparait qu'après la destruction complète de la matière (1). Cette croyance inspirait une telle horreur pour les autopsies cadavériques, un tel mépris pour le malheureux *prosecteur* (l'embaumeur), qu'on le lapidait immédiatement après l'opération (2). Ce ne fut que sous le règne des Ptolémées qu'on ordonna quelques ouvertures de cadavres, pour découvrir la cause des maladies. Si les prêtres égyptiens avaient eu les premières notions d'anatomie, auraient-ils cru que le cœur allait en augmentant de volume pendant les cinquante premières années, et qu'ensuite il diminuait jusqu'à la mort naturelle (3) ? Pline (4) rapporte qu'ils croyaient que du petit doigt de la main droite il partait un nerf ou tendon qui se rendait au cœur, et que c'est pour cette raison que dans leurs offrandes ils plongeaient ce doigt dans le sacré calice.

Les connaissances chimiques des prêtres d'Égypte se réduisaient à quelques préparations pharmaceutiques, à des dissolutions minérales et à des calcinations, au moyen desquelles ils semblaient opérer des miracles aux yeux du peuple ignorant. Galien (5) et Bergmann (6) ont beaucoup exagéré, en parlant de la chimie des Égyptiens. Ce n'est même que du temps des Ptolémées qu'on a su quelque chose de cette science.

(1) Voy. Hérod. éd. de Larcher, t. 2, p. 67 ; Diodore de Sicile, Plutarque, etc.
(2) Diod. Sicul. lib. 1, § 91, t. 1. p. 101.
(3) Vid. Macrob. *Saturn.* lib. VII, c. 13, p. 438.
(4) Lib. IX, c. 37.
(5) *De composit. medicam.* lib. V, p. 876.
(6) Lib. c. p. 26.

On ne peut pas assurer non plus que Moïse fût un grand chimiste, parce que l'Écriture dit qu'il fit calciner le veau d'or pour le suspendre dans l'eau et la faire boire aux Israëlites. Mais, dans ses livres sur l'hygiène, il fait preuve de quelques connaissances médicales ; il décrit la lèpre blanche, ses variétés, ses terminaisons, et conseille, pour la guérir, la propreté, les fumigations et le régime. Les lévites traitaient cette maladie par l'isolement du malade, la purification de son corps et les sacrifices d'agneaux, d'oiseaux et d'huile (1).

L'explication de la loi est la seule science que les Israëlites aient cultivée jusqu'à David. Suivant la Bible, ce roi connut aussi la médecine : il opéra plusieurs cures miraculeuses ; et quoique rongé d'ulcères, il imagina de prolonger son existence, en admettant à sa couche une jeune personne dont les émanations étaient vivifiantes. Avec les sons harmonieux de sa harpe, il guérit le roi Saül de la profonde mélancolie que lui avait envoyée Jéhovah ; et, pour récompense, Saül conspira la mort de David.

Le roi *Asa*, devenu impie, meurt d'un accès de goutte pour avoir préféré les secours des médecins à l'invocation du Seigneur.

Salomon s'est aussi mêlé de médecine. Le livre des Rois (2) dit qu'il connaissait les animaux, les plantes et leurs vertus. *Athan*, *Heman, Chalcol*, *Dorda*, tous quatre fils de Machol, étaient médecins contemporains de Salomon (3). Suidas (4) attribue à ce roi un livre qui traite des *remèdes pour toutes les maladies*. On l'a fait aussi auteur de plusieurs autres livres. Celui qui se nomme la *Clavicule de Salomon* contient la magie judaïque. Le rabbin Élias parle de trois anges qui présidaient à la médecine : Senoï, Sansenoï, et Sanmongelof.

(1) Voy. Sprengel, ouvrage cité. p. 56, 1er vol.
(2) Rois, liv. 1, c. 4.
(3) Voy. l'historien Joseph.
(4) *In voce Evéchias*.

Les mages n'eurent pas des connaissances plus exactes que les prêtres d'Égypte; mais ils les surpassèrent en superstitions. Leur Zoroastre ou *Cham* est réputé l'inventeur de la magie, que par suite on divisa en trois espèces : la magie persique ou celle de Zoroastre, la judaïque ou celle de Moïse et la grecque dont parle Homère. Il y avait aussi une magie blanche ou divine, et une magie noire ou diabolique ; cette dernière servait à connaître l'avenir, en évoquant les morts ; c'est pourquoi on l'appelait *nécromancie*.

Toutes ces sciences magiques si célèbres consistaient en un mélange de tours de physique, de fantasmagorie, de médecine théurgique et d'une théologie basée sur de secrètes impostures. Tout était possible à la magie ; on pouvait guérir les incurables, prévoir les événements, gagner le ciel ou des batailles, faire la pluie, le beau temps enfin, tout par l'influence des charmes, des amulettes, des purifications, des prières, mais surtout par les offrandes et les sacrifices, sans lesquels l'oracle et les prêtres étaient inexorables. — N'en est-il pas de même de notre temps? il n'y a de changé que la forme . *Nihil novi sub sole.*

## GRECS.

Avant Hippocrate, la médecine des Grecs n'était guère supérieure à celle des peuples dont nous venons de parler. Cependant, les premières notions venues d'Égypte fructifièrent en Grèce, la nature fut étudiée, les malades furent aussi exposés dans les lieux publics, on les reçut ensuite dans des temples; on recueillit tout ce que l'antiquité avait observé; on consulta l'expérience; on multiplia les observations ; on découvrit plusieurs médicaments et l'on grava sur des tables l'histoire des maladies.

Mais la superstition et le défaut de connaissances anatomiques s'opposèrent encore aux progrès de cette marche naturelle. Comme les Égyptiens, qu'ils ont d'abord imités, les

Grecs attribuèrent l'invention de la médecine à leurs dieux et à leurs héros.

Mélampe est le premier grec qui se soit occupé de médecine : berger, poète et devin, aussi bien que médecin, il avait la singulière facilité d'imiter la voix de tous les animaux. En gardant ses troupeaux, il chantait, prédisait l'avenir, et faisait des cures miraculeuses. Iphianasse et Lisippe, filles du roi Prœtus, étant devenues folles pour s'être crues plus jolies que Junon, Mélampe les guérit en les faisant baigner dans la fontaine dite Clitorienne et en leur faisant prendre l'ellébore. En récompense de cette cure, il obtint la main d'Iphianasse et le tiers du royaume du roi des Argiens. Mélampe apprit aux Grecs à mettre de l'eau dans le vin (1) ; il vivait cent cinquante ans avant Esculape. Il fut déifié et on lui sacrifia. Thyodomas, son fils, hérita de son savoir, mais non de sa célébrité.

Le centaure Chiron et ses disciples, Hercule, Aristée, Thésée, Télamon, Teucer, Jason, Pelée, Achille, ont été célèbres en médecine; on dit qu'Aristée a enseigné à faire le fromage, l'huile et le miel ; qu'Achille a inventé le vert-de-gris; que la lance que le centaure Chiron donna à ce héros avait la vertu de guérir les blessures qu'elle faisait. Euripide pria Patrocle de lui faire une incision à la cuisse pour en retirer le dard qui l'avait blessé. En prescrivant la diète et l'exercice, Palamède préserva le camp des Grecs de la peste qui ravagea l'Hellespont et Troie. Autolycus, Ulysse son petit-fils, Phocus, Orphée, Musée, Linus, Eribotes, Japis, Cadmus ont aussi passé pour médecins; mais le plus savant, le plus grand, le plus honoré de tous les médecins de l'antiquité fut Esculape, si célèbre par ses cures miraculeuses et par le culte étonnant qu'on lui rendit. Il guérissait les affections de l'âme par la musique et les jeux. Pour les maladies physiques, à l'usage de quelques médicaments il joignait les amulettes et les talismans. Quelquefois il ordonnait aux malades de dormir

(1) Pausanias, liv. 1 et Homère, liv. 15 de l'*Odyssée*.

dans une peau de bélier pour leur inspirer des songes favorables à leur guérison ; voilà pourquoi la statue décrite par Casalius (1) le représente avec une tête de bélier au côté gauche, et pourquoi aussi on dit qu'Alexandre eut un songe par lequel il connut la racine qui devait guérir Ptolémée (2), et qu'Aspasie fut guérie d'un ulcère au menton par l'apparition en songe de Cyprès sous la forme d'un pigeon (3). La chair de porc, d'âne, de vipère, le sang de taureau entraient dans la matière médicale d'Esculape ; il donnait l'aurone (*santoline commune*) contre les vers. Higin dit qu'il est le fondateur de la médecine clinique. Pausanias, Galien, Tacite, Elian parlent de plusieurs cures miraculeuses d'Esculape, dont Philostrate et Aristophane ont eu l'irrévérence de se moquer. Les résurrections qu'opérait ce dieu de la médecine étaient si nombreuses qu'à la prière de Pluton, Jupiter foudroya le trop puissant Esculape, particulièrement pour avoir ressuscité Tyndare, Orion, Hymnée, Hippolyte, Glacus et quelques autres, comme l'attestent Panyasis, Polyanthe, Pline et Pausanias. Méprisant le témoignage de ces savants, Héraclite (4) s'avise d'avancer qu'Esculape a succombé aux suites d'une inflammation que Suidas dit être une fluxion de poitrine. Quoi qu'il en soit de la cause de sa mort, Esculape fut déifié, suivant Clément d'Alexandrie, cinquante-trois ans avant la guerre de Troie. On lui bâtit des temples décrits dans Pausanias et Strabon, et situés à Tithorée, en Phocide, à Epidaure, dans l'île de Cos, à Mégalopolis, en Arcadie, à Cyllen, en Elide, à Pergame, et plus tard en Sicile, à Rome, etc. Pour desservir ces temples, on institua des prêtres ou ministres du dieu de la Santé. Avant d'introduire les malades dans le temple, on leur faisait des purifications, c'est-à-dire qu'on les faisait laver, baigner, purger, et qu'on leur faisait suivre un régime pen-

(1) *De profond. Rom. ritibus*, c. 7.
(2) Curt. lib. IX. c. 8.
(3) Elian. *Var.* lib. XII, c. 1. p. 540.
(4) *De incredibilibus*, c. 26, p. 78.

dant un certain temps, après lequel on était admis dans le sanctuaire pour y invoquer la toute-puissance du dieu. Les prêtres faisaient quantité de cérémonies et de prières, et l'oracle qu'on entendait, mais qu'on ne voyait jamais, ordonnait ce qu'il fallait faire et prononçait la sentence de salut ou de mort. On était forcé de suivre tout ce que l'oracle avait prescrit. Pour lui obéir, Aristide se crut obligé de manger du plâtre et de la chélidoine, ce qui le fit mourir hydropique (1). Pour ne pas compromettre la réputation d'Esculape, on avait soin de n'enterrer aucun mort dans le temple ou les environs; il n'était pas permis d'y mourir; les malheureux incurables étaient jugés indignes de la bonté divine, et les prêtres les renvoyaient sans pitié terminer au loin leur triste existence. Mais les cures les plus simples même étaient publiées partout avec exagération; le peuple les admirait et rendait grâce au divin Esculape. Les prêtres ne se contentaient pas d'une stérile adoration pour remercier dignement leur dieu; il fallait lui faire des offrandes en échange des bienfaits qu'on en avait reçus; il fallait, suivant ses moyens, donner des statues, des ornements, des vases, des médailles pour les temples, figurer en or, en argent ou en peinture les parties qui avaient été le siége du mal et confier aux prêtres la garde de tous ces objets (2). Pour transmettre à la postérité les guérisons miraculeuses, on en gravait sur des tablettes (*tabulæ votivæ*) les principales circonstances. Du temps de Pausanias (3), le temple d'Épidaure, qu'on appelait *pays saint*, renfermait encore plusieurs de ces tablettes fixées aux colonnes. *Gruter* a recueilli celles qu'on a trouvées dans l'île du Tibre, et *Hundertmarc* (4) les a reproduites et expliquées. Springel (5) en a traduit plusieurs; en

(1) Arist orat. sacra prima.

(2) Paus. lib. 1, c. 34, p. 131 et lib. X, c. 2, p. 146.

(3) Lib. 2, c. 27, p. 279.

(4) *De incrementis artis medicæ per expositionem ægrotorum in vias publias et templa.* (L. p. 1749, in-4°).

(5) Ouvrage cité, p. 157, t. 1er.

voici une : « Dans ces jours, un certain Gracus, aveugle, apprit de l'oracle qu'il devait se rendre à l'autel pour prier, ensuite faire un voyage de la droite à la gauche, mettre les cinq doigts sur l'autel, lever la main et la porter sur les yeux ; aussitôt que cela fut fait, il recouvra la vue en présence et aux acclamations du peuple. Ces signes de la toute-puissance se manifestèrent sous l'empereur Antonin. »

Pour remercier Esculape de l'avoir guéri d'un ulcère à la tête, Echine composa des vers en l'honneur de ce dieu. Galien et Pline (1) rapportent la fameuse composition de l'*eudemus*, qui avait la vertu de guérir la morsure des animaux venimeux et qu'on avait gravée sur le portique du temple de Cos.

Pour célébrer les bienfaits d'Esculape et en perpétuer la mémoire, ses prêtres établirent des fêtes qu'on appela *Asclepies*, τὰ Ασκλήπια, dans lesquelles le peuple se rangeait en procession : les prêtres et la statue d'Esculape ouvraient la marche ; des torches, des flambeaux, des emblêmes étaient portés avec pompe. On chantait des hymnes à la louange du dieu fêté ; ensuite on mangeait, on buvait ensemble, on s'exerçait à la lutte, puis on faisait des offrandes (cet article n'était jamais oublié), et le tout se terminait, comme chez les Corybantes, par de nouveaux chants, des danses et des jeux extravagants.

De même que les prêtres d'Egypte, ceux d'Esculape avaient le droit exclusif d'exercer l'art de guérir, et de n'admettre aucun profane sans l'avoir initié aux mystères de la science et lui avoir fait jurer, par Esculape et tous les autres dieux, de garder inviolables les secrets qui lui seraient révélés.

Cette loi, qui forçait les fils d'embrasser la profession de leurs pères, se retrouve chez tous les anciens peuples. Sous l'injuste prétexte de ne pas confondre les classes, de conserver la pureté des générations, de perpétuer les priviléges, on com-

(1) Galenus, *De Antidot.* lib. II, p. 452 et Pline, liv. 20, c. 24.

promettait l'intérêt général, et loin de favoriser le progrès des sciences et des arts, ceux qui étaient obligés de s'y livrer sans aucune disposition naturelle pouvaient perdre le fruit de plusieurs siècles d'expérience et de combinaisons. On doit regarder cet usage antique comme un grand obstacle au perfectionnement. Ce serait une erreur évidente de croire que l'habitude d'être livré au même genre de travail doive seule favoriser la perfection. Pour exceller, il est indispensable de joindre l'aptitude à l'exercice. Etre inférieur dans la science qu'on a étudiée ou dans l'art qu'on a appris prouve qu'on était né pour tout autre chose. Il y a des médecins qui ont cinquante ans de pratique et pas un an d'expérience, parce que celle-ci ne se compte que par le nombre de faits qu'on a su voir.

Machaon et Podalire, fils d'Esculape, se distinguèrent à la guerre de Troie, tant par leur héroïsme militaire que par leur zèle à panser les blessés. Machaon soigna Ménélas de la blessure que Pandore lui avait faite, et il guérit Philoctète de la claudication que lui avait causée une flèche imprégnée du fiel de l'hydre du marais de Lerne. Anticlea, fille du roi de Messénie, était la femme de laquelle il eut plusieurs fils qui héritèrent du royaume de leur aïeul, et qui probablement furent médecins.

Podalire est le premier qui ait pratiqué la saignée; il fit cette opération aux deux bras de la fille du roi *Damathus* pour la guérir d'une chute qu'elle avait faite du haut d'une maison. En reconnaissance de cette cure, ce roi lui donna sa fille en mariage et la Chersonèse, où Podalire fit bâtir deux villes, l'une qu'il appela du nom de sa femme *Syrna*, et l'autre *Bybassus*, nom du berger qui l'avait reçu après un naufrage.

Machaon et Podalire paraissent avoir méconnu la médecine ; on ne rapporte d'eux que des cures chirurgicales. Homère ne dit pas qu'ils aient donné des conseils contre la peste. Il fallait que Machaon n'eût guère de connaissances en médecine pour prendre le dégoûtant breuvage qu'on lui présenta quand il fut blessé (1). Cette ignorance de la médecine a fait croire à Celse que la chirurgie était la plus ancienne partie de l'art de guérir (2).

De la guerre de Troie à celle du Péloponèse, c'est-à-dire du vingt-huitième siècle au trente-sixième, la médecine, dit-on, est restée dans les ténèbres et n'a été rendue à la lumière que par Hippocrate : « *Sequentia ejus (medicinæ) à trojanis temporibus mirum dictu in nocte densissima latuere, usque ad Peloponesiacum bellum. Tunc eam in lucem revocavit Hippocrates.* » (Plin. lib 29, c. 1). Cependant, les descendants d'Esculape, qu'on appela *Asclepiades,* pratiquaient la médecine dans toute la Grèce. Eratosthène, Phérécydes, Apollodore, Polyanthus ont écrit sur ces médecins; mais leurs ouvrages sont perdus. Thalès, Epiménide de Cnosse et autres philosophes réfléchirent sur la nature de l'homme ; ils se livrèrent à une médecine spéculative, et les Asclépiades formèrent trois écoles où les malades étaient traités et la médecine enseignée. Ces écoles étaient à Rhodes, à Cos et à Cnide. La première ne fut pas de longue durée; les deux autres florissaient en même temps que celle d'Agrigente, où était Pythagore. Galien place celle de Cos au premier rang, celle de Cnide au second, et celle de Sicile au troisième. Hérodote parle aussi d'une école de médecine fondée dans le temple d'Esculape à Cyrène, et d'une autre à Crotone, patrie de Démocède, qui guérit Polycrate d'une grande maladie, traita Darius d'une luxation au pied et la reine Atossa d'un cancer au sein. Polyclète, médecin du cruel Phalaris, tyran d'Agrigente, était de l'école de cette ville.

Il nous reste très-peu de renseignements positifs sur toutes ces écoles. Les prénotions coaques résultent d'observations sans raisonnement faites par les médecins de Cos. En parlant

(1) Du fromage, des oignons et de la farine délayée dans du vin de Pramne.

(2) *De re medica. Hom. Iliad.* 21, v. 630.

de Cnide, Hippocrate dit qu'on y trouve l'histoire des maladies comme aurait pu la faire quelqu'un qui n'aurait rien su en médecine, et qu'on n'y trouve rien de ce qu'un médecin doit savoir avant le rapport du malade (1). Euryphon a passé pour être l'auteur des sentences cnidiennes. L'école de Pythagore fit beaucoup de bruit ; les idées extraordinaires de ce philosophe le rendirent le plus célèbre de son époque. En parlant des pythagoriciens, nous verrons quels étaient leurs principes.

Dès le temps de Pythagore, tous les philosophes grecs étudièrent la médecine, qu'ils confondirent avec la philosophie ; ils sentirent que ces deux sciences étaient inséparables, qu'on ne pouvait pas être philosophe sans avoir étudié l'homme. Ici, le raisonnement commence l'application de la physique à la médecine. Mais le défaut de pratique, l'ignorance en anatomie et le goût naissant des systèmes s'opposèrent encore à l'exactitude des connaissances.

Les philosophes donnèrent pour des vérités des erreurs d'autant plus nuisibles à l'avancement de la science qu'elles étaient étayées de quelques principes vrais, et rendues spécieuses par une dialectique brillante, mais toute sophistique. Empédocles, le plus remarquable des disciples de Pythagore, a écrit en vers sur la médecine. Ses idées sur la respiration, l'ouïe, la chair, les semences des plantes, n'ont contribué en rien à la découverte de la vérité, qu'à l'égard de la médecine on ne saurait rencontrer hors de la connaissance intime de l'homme.

Empédocles a été soupçonné de magie, parce qu'il disait à Gorgias, son disciple, qu'il lui apprendrait les secrets de guérir toutes sortes de maladies, de rajeunir les vieillards, d'apaiser les tempêtes, de ressusciter les morts, etc. Il détourna à ses frais le cours de deux ruisseaux, dans l'intention de détruire les causes de la peste qui désolait *Selinunte*, ce qui lui valut les honneurs divins. Avant de se précipiter dans l'Etna, Em-

(1) Hippoc. *De ratione victus in acutis*, *lib.* 1.

pédocles guérit une femme d'Agrigente qui était abandonnée de tous les médecins (1).

Suivant un ancien commentateur de Platon, Alcméon est le premier qui se soit permis de disséquer un animal, mais il faut que ses recherches n'aient pas été poussées bien loin et qu'elles aient eu peu d'influence, car personne n'en a profité. Acron, médecin d'Agrigente, a écrit un livre de médecine en dialecte dorique. Il florissait à Athènes du temps d'Empédocles. Héraclite s'est aussi mêlé de médecine. Il a prétendu que l'urine se formait dans la vessie comme la pluie dans la seconde région de l'air, que le feu était le principe de toute chose, que tout dans l'univers doit être rapporté au destin. Ce philosophe fit un livre sur la nature et le déposa dans le temple de Diane. Ce livre était très-obscur, afin que personne du peuple ne pût le comprendre. Héraclite parlait rarement; quand cela lui arrivait, il ne disait rien que par énigme. Pour consulter les médecins sur l'hydropisie dont il était attaqué, il leur demanda s'ils pourraient convertir la pluie en un temps sec et serein; voyant qu'on ne l'entendait pas, il alla dans une étable à bœufs, où il mourut asphixié, pour s'être couvert de fumier dans l'espoir de dissiper par la transpiration l'eau qui causait sa maladie. Se croyant médecin pour avoir passé sa vie à pleurer ou à imaginer des extravagances, et jugeant les autres d'après lui, Héraclite a dit qu'il n'y aurait rien de plus sot qu'un médecin s'il n'y avait pas des grammairiens (2).

Diagoras, Antigènes, Cegimus, Euriphon, Hérodicus, Democrite, ont été philosophes, médecins et contemporains d'Hippocrate. Diagoras embrassa l'étude de la nature en grand; il reconnût des lois au moyen desquelles il pouvait tout expliquer, sans avoir recours aux dieux; il professa l'athéisme, et fit des livres pour répandre ses idées; mais la religion païenne s'offensa des vérités qui pouvaient la détruire. Les

(1) Voyez Plutarque.

(2) Voy Diogène Laërce, et Plutarque.

Athéniens bannirent Diagoras, brûlèrent ses livres et promirent un talent à qui le tuerait.

Démocrite a beaucoup écrit en médecine, il a traité de la nature de l'homme, de la peste, du pronostic, de la diète, des causes des maladies et des choses qui sont contraires au corps; il a aussi écrit sur les plantes et les animaux. Pline (1) rapporte que ce philosophe a imaginé un remède pour avoir de *beaux et bons enfants*. Ce remède est composé de pigeon, de myrrhe, de safran, de vin de palmier et de lait. *Cœlius aurelianus* nous apprend que Démocrite donnait contre la rage une décoction d'origan qui devait être bue dans une coupe sphéroïde. Il traitait l'éléphantiasis par la saignée et une herbe qu'on ne connait plus; il savait fondre les cailloux, faire des émeraudes et amolir l'ivoire.

Les abdéritains, ses compatriotes, le crurent fou, parce qu'il avait avancé que la cause de la folie dépendait de l'organisation du cerveau; pour le guérir ils appelèrent Hippocrate qui fut enchanté de sa conversation savante et déclara que ce philosophe était le seul sage d'Abdère. Pour témoignage de l'estime que lui avait inspirée Démocirte, Hippocrate écrivit ses ouvrages en dialecte conique.

Ce précis des connaissances des plus anciens peuples, démontre qu'ils ont complétement ignoré la science médicale; que dans certains pays, la salubrité parfaite du climat et la simplicité des mœurs ont prévenu les besoins qui auraient pu la faire découvrir; que l'absence des conditions sociales a dû s'opposer à sa culture ; que partout et de tout temps jusqu'à Hippocrate, l'erreur, les préjugés, l'imposture religieuse ou politique, ont comprimé l'esprit d'observation et anéanti l'expérience à mesure que les circonstances l'offraient aux hommes. Que des milliers de siècles auraient pu s'écouler ainsi sans que jamais il fut possible d'arriver à des connaissances exactes, susceptibles d'être liées par le raisonnement.

(1) Lib. 24, cap. 17.

Néanmoins, les remarques et les observations imparfaites des Asclépiades; les idées systématiques de Pythagore et de ses nombreux disciples, les réflexions, quoique souvent erronnées de plusieurs autres philosophes, déterminèrent la recherche de la vérité, et préparèrent la création d'une médecine scientifique : la théorie vint au secours de la pratique *et vice versa.* Enfin Hippocrate naquit, et la médecine fut.

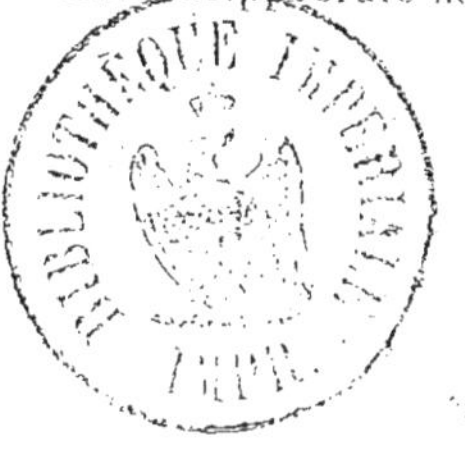

Tours, imp. Ladevèze.

www.ingramcontent.com/pod-product-compliance
Ingram Content Group UK Ltd.
Pitfield, Milton Keynes, MK11 3LW, UK
UKHW012304240726
13966UKWH00004B/1635